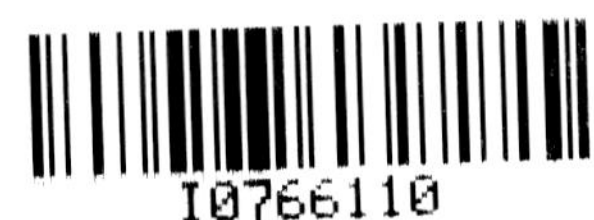
I0766110